Henry.

LE

CHOLÉRA-MORBUS.

IMP. DE MOISAND, A BEAUVAIS.

LE

CHOLÉRA-MORBUS,

SA NATURE, SON SIÉGE, ET SON TRAITEMENT,

D'APRÈS

LES OBSERVATIONS LES PLUS RÉCENTES;

par Napoléon Henry,

BACHELIER ÈS-LETTRES ET CHIRURGIEN.

Vitaque cum gemitu fugit indignata sub umbras.

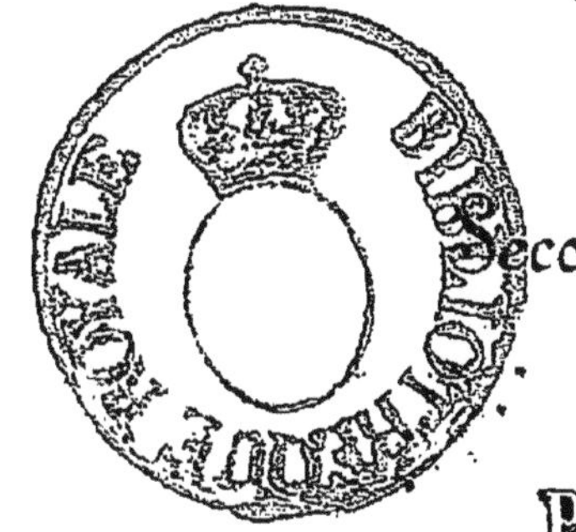

Seconde Edition.

PARIS,

BOULLAND, LIBRAIRIE CENTRALE,

PALAIS-ROYAL, GALERIE NEUVE D'ORLÉANS, N° 1.

BEAUVAIS,

MOISAND, LIBRAIRE, RUE DE LA HARPE.

1832.

PRÉFACE.

Nous ne pouvions espérer d'échapper au souffle mortel du choléra ; sa période ne finira que lorsqu'il aura parcouru l'univers. Maintenant qu'il nous attend dans l'arène, avançons-nous d'un pas ferme. Il est à remarquer que plus cette maladie s'est rapprochée de nous, plus elle a perdu de son intensité, c'est parce que l'Angleterre et la France se sont présentées avec de sûrs moyens thérapeutiques.

Ne nous épouvantons pas ; nous avons dans le chlorure d'oxide de sodium, un puissant préservatif. Sera-ce au moment où la nature fait rouler des flots rapides de vie, où le soleil d'avril lance ses premières gerbes d'or, que l'homme succombera ? Non, une douce chaleur vient ranimer ses membres, et le courage lui fait repousser la crainte ; quand on a vu le choléra, on n'en a plus peur.

Il y a un an, lorsque le choléra était à Varsovie, je mis la première édition de ce Traité entre les mains de la commission de salubrité d'Amiens, qui l'approuva.

Enhardi par ce succès, je l'offris au ministère du commerce et des travaux publics, qui l'accueillit favorablement.

J'ose donc livrer une seconde édition, augmentée et revue, afin de contribuer, autant qu'il me sera possible, à étouffer les germes de cette maladie, que j'ai étudiée dans les hôpitaux de Paris.

Du pesant corbillard l'essieu crie et frissonne ;
La tendre amitié fuit, sans l'adieu qu'on se donne ;
L'accent d'un homme sec, marqué du choléra,
Parmi nous retentit, sa main nous touchera.

LE

CHOLÉRA-MORBUS.

Le mot choléra-morbus, est un composé d'anglais et de latin; *choler*, bile, colère, et *morbus*, maladie. On appelle ainsi cette maladie, parce que les déjections du haut et du bas contiennent beaucoup de bile; mais cette dénomination ne peut convenir à notre nomenclature médicale, parce que nos lésions pathologiques, prennent leurs noms du siège qu'elles occupent, et non de l'effet d'une cause; car les vomissemens, la diarrhée, etc., ne sont que la conséquence nécessaire d'une irritation sur un point du tube digestif.

Cependant ce nom terrible restera toujours, comme le triste souvenir d'une grande défaite.

Le choléra-morbus, ce monstre aux griffes de fer, à l'œil de sang et à l'haleine mortelle, renaît à Jessore en 1817, traverse le Bengale, s'élance dans la mer des Indes, excerce ses fureurs dans la Chine, suit le cours de l'Euphrate et du tigre; sur l'aile des vents, pénètre dans la Perse; et c'est en vain que tous ces peuples à l'agonie, invoquent leurs divinités: elles sont impuissantes, ce squelette ambulant de la mort, se rit de leurs prières; il lui faut des victimes. L'Egyptien superstitieux, immobile sur ses pyramides, rend grâce à ses dieux, le choléra l'épargna.

Cette maladie s'essaie en 1830 dans les provinces de Mazandéran et de Shirvan, passe à Tiflis près la mer noire, plonge dans le Volga, se présente à Moscou, court à la Baltique, se mêle à l'armée de Diébitsch et entre en Pologne; mais les braves habitans de ce pays, habitués aux fatigues ne le craignent pas: ils le repoussent en écrasant les lâches esclaves du czar.

Enfin, le 17 mars 1832, il est à Paris, et du haut des vieilles tours Notre-Dame, plane sur notre belle France. Mais des observations précieuses et récentes, que la Pologne et l'Angleterre nous firent recueillir, arrêteront son élan féroce.

La nature, le siège et le traitement d'une maladie, ne sont reconnus qu'autant qu'ils ont été discutés et murement réfléchis, encore faut-il que les circonstances en fassent reconnaître la nécessité. Aussi, aujourd'hui le choléra occupera-t-il une des premières places dans nos annales médicales. Ouvrez une pathologie pour étudier cette maladie, vous ne trouverez qu'une petite page, et voilà ce que la science vous offrait. On ne s'en occupait pas, parce qu'on ne rencontrait un cholérique que de loin en loin : maintenant que le choléra frappe à grands coups sur la France, les meilleurs traités jailliront du foyer brillant où se trouvent Broussais, Orfila, etc. Il faut avoir vu des cholériques pour pouvoir les traiter.

Nous ne distinguerons pas plusieurs espèces de choléra, car ce n'est jamais que la diversité et la quantité des symptômes, qui le rendent plus ou moins terrible. Il faut que la science soit claire et simple, c'est la multiplicité des divisions et subdivisions qui forme le nœud gordien. Il y a cependant dans le choléra, deux périodes bien marquées; la première est celle d'une gastro-entérite, la seconde est celle d'asphyxie. Dans la première se groupent les vomissemens, la diarrhée, les crampes, etc; dans la seconde, le froid, l'insensibilité du pouls, les teintes violacées de la face et des membres, la rétention d'urine : c'est alors que le choléra devient algide, intense.

Le choléra peut se développer dans tous les climats; mais c'est dans l'Inde qu'il règne de préférence et avec plus de cruauté. Les épidémies de 1756, 1759, 1781, 1782, et celle de 1817 à 1825, la plus terrible de toutes, le prouvent évidemment.

Les conditions nécessaires du choléra-morbus de l'Inde, sont le froid et l'humidité de la nuit, alternant avec la chaleur du jour, pendant la mousson du nord-est.

Le choléra avec son cortège de symptômes effrayans, avait été considéré comme une de ces maladies, qui naissent, parcourent leur période, et meurent sous leur zone.

Une triste expérience vint cependant prouver au monde médecin, l'erreur de cette opinion.

Le choléra n'a pas de principes contagieux : on peut porter impunément les habits des morts, et coucher sans danger dans leurs lits. En 1819, après que l'épidémie eut cessé dans les lieux voisins de Poudichéry, les habitans venaient à la ville vendre leurs légumes, entraient dans les maisons, y couchaient, y mangeaient et soignaient les malades. Enfin, dès que la mousson du nord-est, est remplacée par celle du sud-est, l'épidémie s'arrête, et renaît six mois après, avec la saison favorable à son développement.

Pendant notre séjour à Paris, nous sommes restés plusieurs jours à l'hôpital Saint-Antoine, au milieu des cholériques, et respirant leur haleine. A notre retour, M. Mille, chirurgien, me fit remarquer que mon voisin de droite était atteint du choléra; nous passâmes tous trois la nuit, ne respirant dans l'étroit coupé de la diligence, qu'un air méphitique, et nous n'éprouvâmes rien.

Le dévouement du médecin français Vayrot, qui s'est inoculé le sang d'un cholérique vivant à Varsovie, est noble sans doute, mais on sait que le sang est mort, et qu'il perd ses qualités physiques en sortant de la veine.

La médecine anglaise fit jadis un rève charmant : « en tirant le sang d'un homme fort et vigoureux, et le faisant rouler dans les veines d'un vieillard débile et malade, ne pourrait-on pas rendre cet octogénaire immortel, en lui donnant la santé et la fraîcheur de la jeunesse?» On ne flatta pas long-temps cette chimère, car des apoplexies foudroyantes la firent bientôt oublier.

Ainsi donc l'inoculation du sang d'un cholérique, soit vivant, soit mort, occasionne des accidens, mais d'une nature bien différente du choléra.

On peut assurer franchement, d'après ces faits et l'attestation de la Faculté de médecine de Paris, que le choléra n'est pas contagieux.

Mais il y a des foyers d'infection qui prennent naissance au milieu des rassemblemens d'hommes. En 1756 et 1759, une armée, dans la province de Parcarte, fut la source de l'épidémie qui se montra toujours pendant plusieurs années, à l'invasion de la mousson du nord-est. En 1781 et 1782, l'armée d'Andernec, qui vint chasser les Anglais de Pondichéry, fut attaquée d'une semblable épidémie. En 1817, que de victimes le marquis d'Astings ne vit-il pas dans sa superbe armée; et en 1831, que de braves Polonais succombèrent par le contact infect du foyer russe.

Le choléra est une irritation inflammatoire

du canal digestif, attaquant surtout l'estomac et le duodenum; irritation qui, d'abord, se présente sous la forme nerveuse, et peut, à raison des sympathies qu'elle excite, devenir mortelle à ce degré, en épuisant les forces par les convulsions et la douleur. Il est évident alors que ce sont les antiphlogistiques qui conviennent.

Rassendren, médecin indien, ayant observé que les individus atteints à deux heures du matin, vivaient jusqu'au soir en buvant de l'eau froide, fit part de cette observation à M. Gravier, qui mit ce temps à profit pour employer les sangsues; il les appliqua sur l'épygastre.

Les avantages en furent si immédiats que les Malabares, qui ne pouvaient auparavant supporter la vue de quelques gouttes de sang, se posèrent eux-mêmes trente ou quarante sangsues. Les malades n'éprouvaient plus ni anxiété ni douleur, et la guérison s'opérait comme par enchantement.

Les cholériques éprouvent d'abord un grand découragement et un abattement total; ils ont des vomissemens répétés; quarante fois ils rendent un chyle aqueux; ils ont en même temps des évacuations du bas; ils se plaignent de coliques; ils ont des nausées, de la chaleur dans la cavité abdominale; ils sont dévorés par une soif ardente; à peine ont-ils bu, qu'ils veulent boire encore; ils ressentent des crampes dans les membres inférieurs; ils crient, ils sont d'une anxiété extrême; le nez et le menton sont froids; le pouls est petit, souvent insensible aux avant-bras; les pulsations du cœur sont profondes et foibles; la face est injectée, violette; les extrémités des bras et des jambes sont violaçées, et tout le corps est comme plongé dans un air glacial; la langue est humide, rouge; la voix faible, cholérique; ils répondent lentement aux questions qu'on leur adresse, souvent avec précision, et quelquefois ils divaguent; la peau des mains et des pieds est ridée; une suppression d'urine se déclare, le ventre se gonfle, et la mort arrive... Nous avons toujours trouvé la plupart des cholériques dans la même position, c'est-à-dire qu'ils étaient sur le dos, les bras étendus en désordre hors du lit, la tête jetée de côté, les cheveux épars, et une jambe dans la demi-flexion.

Il est une remarque qui doit bien nous rassurer, c'est que le choléra ménage l'enfance, les femmes, et n'exerce ses cruautés que contre les individus épuisés, les militaires affoiblis par des marches forcées, contre les victimes de la misère, qu'une nourriture grossière et peu saine entretient, et qui végètent dans des lieux humides et marécageux.

Il suit le cours des fleuves; on l'a vu sur les bords de l'Euphrate, du Tigre, de la mer Noire, du Volga, de la Baltique, de la Vistule, de la Tamise, de la Seine, de la Seine-Inférieure, de l'Oise, de la Somme, etc., et il ne s'est presque pas arrêté dans les plaines ni sur les côteaux.

Les personnes dont le tempérament n'est pas usé par les excès des passions, et qui suivent un bon régime, sont rarement atteints, et s'ils le sont, la maladie n'est jamais aussi grave, et les moyens hygièniques et thérapeutiques étouffent le mal dès sa naissance.

On ne doit pas faire usage de viandes grasses, salées, de poissons gâtés, de légumes aqueux, de cidre jeune, de bière mauvaise, etc.; mais que dans tous les repas le riz et les œufs soient les mets habituels.

On se sert avec avantage du chlorure de chaux pour la désinfection des latrines, baquets à urines, plombs, navires, écuries, ateliers, salles d'hôpitaux; il suffit pour cela d'étendre le chlorure dans 60 fois son poids d'eau, et d'étendre cette solution tirée à clair, sur les parquets, planchers, carreaux; enfin, partout où l'on veut assainir.

Dans les salles des malades, on verse de cette solution dans des assiettes profondes, et on les place sous les lits; et, par suite du dégagement successif du chlore, l'odeur infecte est détruite au fur et à mesure de sa formation.

Les pharmaciens préparent une solution de chlorure de chaux alkoolisé, pour la toilette; on en met une demi-cuillerée à café dans un verre d'eau, et on lave les gencives, en se servant d'une brosse; on en répand dans le mouchoir, etc.

On ne peut concevoir, dit-on, comment le choléra se soit ainsi élancé de Londres à Paris, et qu'il n'ait laissé aucun symptôme sur son passage? Ce n'est pas surprenant : une des premières causes de son développement, c'est la malpropreté et l'agglomération des miasmes putrides. Quand il apparut à Paris, ce fut dans le quartier de la Cité, qui n'est traversé que par des rues étroites, fangeuses, humides, et où un air pur n'apporte pas assez d'oxygène pour renouveler celui qu'on y respire. On dira, mais comment le choléra ne s'est-il pas manifesté, il y a quatre ans, deux ans, etc., et pourquoi se montre-t-il aujourd'hui, quand on prend toutes les précautions possibles de salubrité? C'est que la classe malheureuse alors n'éprouvait pas autant de privations; dans l'intérieur des maisons, l'aisance faisait ressortir la propreté, l'éclat du commerce donnait de bon pain aux ouvriers, et le moral ne s'affectait pas. La frayeur prédispose à cette maladie; quand on éprouve un sentiment de crainte, comme tout autre mouvement moral, on sent un frisson qui suit le trajet de la moëlle épinière, se porte au cerveau, et de là, communique cette secousse à tous les nerfs : on doit en conclure, que le grand sympathique, qui sillonne l'estomac, se trouve excité, et provoque le vomissement, symptôme terrible du choléra. Qu'on ne s'imagine pas pouvoir en découvrir la cause dans l'air : ce n'est pas l'air qui vicie l'homme, ce sont les masses qui le corrompent; ce qui prouve cette assertion, c'est que les villages ne sont pas, ou presque pas atteints d'épidémies.

D'ailleurs, M. Julia de Fontenelle prit l'air des Tuileries, de la rue de la Mortellerie et des hôpitaux; analysa ces différentes espèces d'air, et les résultats constamment obtenus furent 79 parties d'azote et 21 d'oxygène, proportions de ces gaz qui constitue l'air le plus pur.

Les médecins polonais emploient les sangsues sur l'épigastre, les saignées, qu'ils font suivre de l'administration du calomel à la dose de deux, trois et quatre grains, combiné avec un quart, un demi-grain d'opium. On prescrit ce médicament de trois en trois heures pendant l'intensité des symptômes; on donne ensuite des boissons aqueuses : l'eau de menthe, de tilleul, de camomille ; on applique des vésicatoires, des ventouses sur la poitrine, le long du dos, des moxas sur la région épigastrique; on plonge le malade dans des bains tièdes (1). On met en usage les sinapismes répétés, le raifort rapé sur le ventre; on administre des lavemens chauds, un purgatif; on entoure le malade de linges chauds, de flanelle, de sables brûlants; on le frictionne sur le ventre et le long de la colonne vertébrale; enfin on se sert de tous les moyens possibles pour ranimer la circulation, pousser à la peau, et activer la vie par la chaleur.

Tel est le traitement qu'employaient les médecins de Pologne; les médecins anglais s'en

---

(1) 28° Th. Réaumur.

emparèrent, et aujourd'hui les médecins français le suivent avec succès.

Quand les symptômes ne sont pas violens, on met en usage un traitement plus doux : ainsi, les calmans, les lavemens adoucissans avec une tête de pavot, le laudanum, les cataplasmes sont employés avec efficacité; un emplâtre stibié sur l'estomac, une infusion de thé ou de camomille. Ce sont ces légers symptômes qui caractérisent la cholérine.

Mais pendant l'intensité des symptômes, on administre 15 gouttes de cetteliqueur ammoniacale dans une tasse d'infusion d'eau de mélisse, ou de menthe :

Alkool.	12 onces.
Ammoniaque.	3 onces.
Huile essentielle d'anis. .	1/2 once.
Camphre.	1 gros et demi.

Deux ou trois fois par jour, on fera prendre un lavement avec :

Extrait de Ratanhia. . . .	3 gros.
Cachou	2 onces.
Laudanum de sydenham. .	20 gouttes.
Eau commune	6 onces.

Nous donnons le traitement du docteur

Broussais, comme étant celui qu'on suit généralement à Paris, et qui a le plus de succès.

Dès qu'un malade entre à l'hôpital atteint des prodromes du choléra, c'est-à-dire qu'il se trouve dans des conditions telles que la chaleur à la peau, des pulsations radiales, des vomissemens et des déjections alvines, on lui applique généralement de trente à soixante sangsues, soit à l'épygastre, soit à l'abdomen, et de vingt à trente à l'anus, selon que l'un ou l'autre de ces deux symptômes prédomine.

Si au contraire, le malade est dans l'invasion, c'est-à-dire, qu'il ait des crampes, qu'il soit sans pulsations radiales, qu'il ait la figure violacée, le globe de l'œil retracté, la langue et l'haleine tièdes, les extrémités froides, on lui fait des applications de calorique le long du corps et surtout aux extrémités, on donne des bains de vapeur, on rétablit en même temps la circulation au moyen de flanelles chaudes.

Lorsqu'à cette période, succède celle de réaction, qui se reconnaît au retour de la chaleur à la peau, et surtout des pulsations radiales, et si cette période est trop brusque, M. Broussais emploie quelquefois la saignée générale; il fait aussi appliquer les sangsues, soit à l'épigastre, soit à l'abdomen. Si les coliques persistent, on pose après la chute des sangsues, des cataplasmes chauds laudanisés; on administre aussi des lavemens amilacés et opiacés. On entretient le début de cette période par des cataplasmes chaux vinaigrés, aux extrémités inférieures. Si on observe le plus léger symptôme de congestion célébrale, on met sur la tête, de la glace, et des sangsues aux tempes; et si cette congestion prend un caractère plus grave, des sinapismes et quelquefois des vésicatoires sont promenés le long des extrémités inférieures. Si cette période est favorable, on suit le traitement simple, tracé par le docteur Broussais, pour les affections abdominales.

La glace en substance, et la limonade glacée, sont données comme boisson pendant la durée de la maladie.

Le 11 avril, à notre arrivée à Paris, M. Orfila nous dirigea sur l'hôpital Saint-Antoine, où nous suivîmes les cliniques de M. Kapeler : voici sa potion anti-cholérique :

Eeau de menthe et de fleurs d'oranger, de chaque . . . . deux onces.
Laudanum et éther, de chaque, un gros.
Sirop de sucre . . . . une once.

1. Dévoiement, abdomen sensible, retour du pouls, état d'adynamie, silence morne ; ce malade urine, il y a du mieux, car les vomissemens, le froid, les crampes n'existent plus.

Prescription. Tisanne de Salep, huile de ricin, une once en trois fois.

2. Convalescence. Pendant ce temps, les malades restent dans un état de faiblesse extrême.

3. Vomissemens subits et répétés, figure violacée, extrémités des membres violets et froids, douleur à l'épygastre, voix mourante, cris par intervalles, désordre dans les mouvemens des membres, une jambe dans la demi-flexion, yeux éteints, langue couleur brique. Prescription : potion éthérée, opiacée, une cuillerée de quart en quart d'heure; infusion de menthe, boulés chaudes, fomentations aromatiques sur le ventre. Ce malade mourut quelques instans après.

4. Les crampes existent encore, les vomissemens ne sont pas bilieux, le pouls est assez vif; pour assurer la convalescence, on lui appliqua dix-huit sangsues, et il prit trois grains d'ipécacuanha en 18 parties.

5. Guéri : la médecine en sauve beaucoup,

surtout quand les secours sont promptement administrés.

6. Mains froides, douleur épygastrique, langue chargée, vessie pleine; on l'a sondé. Prescription : salep, cataplasmes, lavement de guimauve et de pariétaire nitré. Pendant la convalescence, tous les malades ont le corps de la langue recouvert d'une couche blanchâtre et le pourtour rouge.

7. Douleur épygastrique, dévoiement extraordinaire, toujours des crampes : 25 sangsues à l'épigastre, demi-lavement avec quinquina, sinapismes aux mollets, frictions avec un liniment camphré, vésicatoire rachidien.

Nous avons remarqué que toutes les fois que les régles se sont montrées, pendant la période de réaction, c'est-à-dire, lorsqu'une douce chaleur ranimait la vie, ce signe heureux annonçait la guérison. De même aussi, chaque fois que les seins d'une nourrice ne sont pas affaissés, le danger n'était pas imminent.

Le choléra enlève toujours un sixième des malades, et comme c'est dans la classe malheureuse qu'il choisit ses premières victimes, c'est sur elle aussi qu'on doit fixer une attention scrupuleuse.

On se demande pourquoi donc le choléra établit-il à Compiègne une exception qu'on n'a pas encore remarquée, en sévissant avec plus de violence contre les femmes que contre les hommes ? C'est que dans ce pays les femmes ont plus de mal, et mènent une vie plus pénible que les hommes.

Les femmes de la classe indigente, par exemple, vont dans la forêt et reviennent chargées d'énormes fardeaux ; ce genre de vie est certainement la cause de cette exception à la règle générale.

Si le choléra éclate dans le pays qu'on habite, il est prudent d'y rester ; une malheureuse expérience prouve qu'il a atteint et frappé de mort ceux qui fuyaient : l'homme marche souvent sans y penser au milieu du champ des morts.

Le cadavre d'un cholérique est moins hideux que lorsqu'un souffle de vie l'anime encore ; une heure suffit pour marquer une victime des teintes livides de la putréfaction.

AUTOPSIES.

Le docteur Antommarchi, à Varsovie, trouva à l'autopsie des cadavres cholériques, le sac du péricarde contenant peu ou pas de liquide séreux; le cœur mou, renfermant, ainsi que les gros vaisseaux adjacens, un sang noir, liquide, visqueux; injection veineuse à la surface, tant interne qu'externe des intestins, avec engorgement des veines mésentériques; développement des plaques de pléyer.

Le docteur Magendie fit, à Paris, l'autopsie de plusieurs cholériques : un, surtout, âgé de 40 ans, avait vécu sobrement et ne fut malade que 17 heures; on trouva une conjestion dans les poumons, dans le foie; de la rougeur dans les muqueuses intestinales, et un peu de saillies de plaques; l'intestin jéjunum rempli de matières lie de vin, tantôt blanchâtres, la vessie contractée.

Pendant l'hyver de 1830 et 1831, il a régné à Amiens une de ces fièvres menyngo-gastriq cérébrales, et sur plus de 20 cadavres que nous avons ouverts, nous trouvâmes aussi le sac du péricarde plus ou moins rempli d'un liquide séreux, l'estomac phlogosé, et de longues plaques gauffrées, qui recouvraient l'intérieur de l'intestin iléon. Ouvrant le crâne, nous trouvâmes le cervelet toujours rouge; et brisant la colonne vertébrale, la lame arachnoïdale du cordon spinal s'offrit constamment remplie de sérosité.

Nous avons étudié avec soin cette maladie, parce qu'il arrive fréquemment que cette lésion s'adjoigne au choléra et le rende plus intense.

M. O'shangnessy, médecin à Sunderland, analysa le sang d'un cholérique; mais avant d'en donner le résultat, nous examinerons le sang dans ses différens états, et nous saurons après quelle conséquence on peut tirer de cette analyse.

Le sang, quand on l'abandonne à lui-même, se partage en deux portions distinctes : l'une, liquide, légèrement jaunâtre, contient de l'albumine et de sels, c'est le sérum ; l'autre, solide, d'un rouge plus ou moins vif, est formée d'une matière colorante et fibreuse, c'est le cruor ou caillot.

Eau.

D'après les travaux de M. Lecanu.

1° La proportion d'eau varie dans le sang d'individus de sexe et d'âge différens, depuis 853,135, maximum de la quantité d'eau contenue dans 1,000 parties de sang, jusqu'à 778,625, minimum ;

2° Dans le sang d'individus de même sexe, mais d'âge différent ;

3° Elle est plus foible chez l'homme que chez la femme ;

4° La quantité d'eau n'est pas proportionnelle à l'âge, du moins dans les limites de 20 à 60 ans, chez les individus de même sexe ;

5° Dans les individus de même sexe, elle est moindre chez ceux d'un tempérament sanguin, que chez ceux d'un tempérament lymphatique.

Albumine.

1° La proportion d'albumine varie dans le sang d'individus de sexe et d'âge différens, depuis 78,270, maximum de la quantité d'albumine, contenue dans 1,000 parties de sang, jusqu'à 57,890, minimum ;

2° Dans le sang d'individus de même sexe, mais d'âge différent ;

3° Elle est sensiblement la même chez l'homme et chez la femme ;

4° La quantité d'albumine n'est pas proportionnelle à l'âge, du moins dans les limites de 20 à 60 ans, chez les individus de même sexe ;

5° Elle est à peu près la même chez les individus sanguins et lymphatiques de même sexe.

Globules.

1° La proportion des globules, varie dans le sang d'individus d'âge et de sexe différens depuis 148,450, maximum de la quantité de globules contenues dans 1,000 parties de sang, jusqu'à 68,349, minimum ;

2° Dans le sang d'individus de même sexe, mais d'âge différent ;

3° Elle est plus forte chez l'homme que chez la femme ;

4° La quantité de globules, ne paraît pas proportionnelle à l'âge chez les individus de même sexe, du moins dans les limites de 20 à 60 ans ;

5° Elle est plus grande chez les individus sanguins que chez les lymphatiques de même sexe.

D'après cet exposé, on aperçoit facilement qu'il est impossible d'appuyer un principe sur un fluide, dont les parties essentielles admettent tant de différences proportionnelles.

Vous en jugerez par les expériences de M. O'Shangnessy ; 1° Le sang d'un cholérique, dit-il, n'a éprouvé aucun changement dans sa structure anatomique et globulaire. Oui.....

2° Il a perdu une grande partie de son eau ;

1,000 parties du sang d'un cholérique, ne contenaient que 850 parties d'eau. Nous ne voyons là rien d'extraordinaire, puisque la proportion d'eau varie dans le sang d'individus de sexe et d'âge différens : nous en concluons que cette expérience a été faite sur le sang d'une femme, parce que la quantité d'eau est plus faible chez l'homme que chez la femme.

5 Il a perdu une forte proportion de matières salines neutres qui entrent dans sa composition : on ne trouve pas, ou presque pas, d'alkali libre dans le sérum; tous les sels qui manquent dans le sang, le carbonate de soude, etc., se trouvent en partie, dans la matière blanche déjectée.

4° On trouve de l'urée quand la suppression d'urine a été notable. — Qu'on analyse le sang et les déjections alvines des individus atteints de fièvres muqueuses, bilieuses, etc., les mêmes résultats auront lieu.

L'analyse de ce médecin ne peut donc nous être utile, car ce n'est pas dans la plus ou moins grande quantité d'eau, d'albumine, etc., que nous trouverons la cause du choléra.

Le sang est un fluide important dont on peut modérer l'élan ; l'esquif de la vie : c'est le flot paisible ou furieux qui balance le navire sur la mer.

Que les prélats, par leurs mandemens, effraient les habitans des campagnes, en leur annonçant que le choléra est un fléau envoyé du ciel pour punir nos crimes de juillet; soit : ce sont des apôtres qui crient dans le désert. Chacun sait que Moscou, Saint-Pétersbourg, Vienne, Berlin, Londres, fournirent beaucoup de victimes à cette épidémie, et cependant ces villes ne renversèrent pas le trône des tyrans. Un évêque doit être sensible, mais se défier des émotions politiques.

Qu'on se rassure, nous connaissons la nature, le siége et le traitement du choléra; nous espérons arrêter bientôt sa marche terrible.... Ne nous effrayons pas.... Du courage!...

Nous rapportons l'opinion du docteur Lugol, comme étant l'aveu tacite de bien des médecins.

« Ce praticien pense que le choléra reconnaît pour cause première, l'influence d'un agent impondérable et délétère, qui entre accidentellement dans la constitution atmosphérique.

» Cet agent a pour premier effet, son mélange avec le sang qu'il hydrogénise; ce liquide n'ayant plus alors la propriété d'exciter le système nerveux, qu'il stupéfie, la circulation qui est sous sa dépendance immédiate, se ralentit et cesse complètement, d'où l'engorgement du système veineux, tous les phénomènes de l'asphyxie, et la mort. »

Il faut néanmoins au choléra des constitutions préparées ; nous n'osons pas penser qu'il se naturalise en Europe ; un jour, sans doute, il s'éteindra.....

www.ingramcontent.com/pod-product-compliance
Ingram Content Group UK Ltd.
Pitfield, Milton Keynes, MK11 3LW, UK
UKHW012122240726
13965UKWH00005B/1922

9 782013 447935